JN061047

MIZZ

先生が
イラスト
たっぷりで教える
〈便秘〉からの脱出

― MIZZ 鍼灸治療院物語 ―

みずかみ　よしのり

アノイ・プランニング

はじめに

　快食，快眠と並んで，「快便」は健康生活を支える三原則の一つと言われています。

　ところが，食生活の乱れに始まり，日頃の運動不足やストレス，高齢化の急速な進展等々の理由から，近年〈便秘〉症状を訴える人が急増しており，厚生労働省の国民生活基礎調査（2016年）によれば，〈便秘〉の自覚症状がある人の割合は人口千人あたり，男性が24.5%，女性が45.7%という結果が出ているほどです。

　筆者は，はり師・きゅう師・あん摩マッサージ指圧師の国家資格を生かして，運営する鍼灸院等で30年以上にわたって施術治療を行ってきましたが，腰痛や首コリ・肩コリ，椎間板ヘルニアや脊柱管狭窄症，また胃腸障害や気管支炎等といった体の不調を訴える患者さんとともに，〈便秘〉症状に悩む多くの患者さんたちを診てきました。

　そうした治療実践のなかで，〈便秘〉症状に悩む方に〈便秘〉とは一体どういうものなのかを広く知っていただき，〈便秘〉の悩みから解放される有効適切な情報を発信する必要性を常日頃感じていたところ，関係各位のお力添えもあって，

ここに念願が実を結ぶ運びとなったことを感慨深く受け止めている次第です。

　昨今，〈便秘〉に関する書籍や雑誌が多数出版されてはいますが，そのほとんどが医師やそれに準じた専門家の先生方の執筆によるため平易簡明さに欠けている印象をもちます。また，本当に知りたい知識や情報が得にくく隔靴掻痒の感を強くしていました。

　そこで，あくまでも当事者目線という切り口で，〈便秘〉に悩まされている方，あるいは〈便秘〉という症状に関心をお持ちの方たちに向けて，その症状や原因から手軽にできるストレッチや簡単体操といった予防法に至るまで，豊富なイラストとマンガ風スタイルを用いて，「見やすく，わかりやすく」をモットーにまとめ上げました。

　リビングでのTV視聴の合間に，座敷でのうたた寝のお伴に，また就寝前の読書タイムにしばしこの物語の世界に浸っていただき，読者の皆さんが〈便秘〉知らずで健やかな毎日を目指して過ごしていける契機となればこれに過ぎる喜びはありません。

　　　2022年12月

　　　　　MIZZ先生

も く じ ....

この物語の登場人物を紹介します

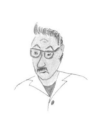

● 　MIZZ 先生

御年 77 歳，文句なしの後期高齢者なのだが，いたって壮健。

高校時代からサッカーに勤しむ。W 大入学後，名門サッカー部への入部を目指していたのだが，体験入部の際，目前にあの《釜本邦茂》の姿を発見。仁王像のような堂々たる体躯，大魔神のような目ン玉，樫の木のような太ももの迫力に圧倒され，すっかり消沈。玄人サッカープレーヤーの道をここで断念する。

社会人生活を送るようになってからは，出身高校のサッカー部指導の傍ら，地域クラブを主宰し数多い大会に出場し，その世界で勇名を馳せるようになった。

意外やその昔は，渋谷にあった伝説的ロック喫茶『BLACK HAWK』やジャズ・バー『HAWKER HOUSE』の経営者として，関係筋では知る人ぞ知る人物であった。

ところが，45 歳にして大胆な方向転換を遂げる。なんと一念発起して，渋谷にある鍼灸専門学校に通うことになるのである。三十近い歳の差の若者たちと，昼は机を並べながら学び，夜は夜で彼らに「盛り場作法」を懇切丁寧に伝授し，またたく間に学校の主と仰がれる存在とまでなってしまうのである。そして，学校で修得した技術や知識を生かすことを目標に掲げて，いっそうの猛勉強を重ねた。

その後，いくつかの整形外科や整骨院の立ち上げや運営に尽力，25 年以上にわたって地域のお年寄りや患者さんたちに愛され，『MIZZ 鍼灸治療院』の設立につながっていくことになる。

● つぼっち君

本名：坪山晋吉　埼玉県川越市在住の 47 歳

身長 173cm　体重 92kg という肥満体型

　毎年の健康診断で「生活習慣病」を指摘されても，もともと自覚症状もなくずっと放置していたため，近頃では体の不調を感じることが多くなった。とくに〈腰痛〉や〈肩コリ〉などの「痛み」は，日常生活動作にも支障をきたすまでになってきており，以前のような健康な体を取り戻したいと真面目に考えるようになってきた。そんなおり，MIZZ 先生に運命的に出会い，先生の熱心な指導のもとで，改善プログラムに取り組むことになったのである。

　あれは忘れもしない 2018 年 8 月 5 日。サッカー J1 の「ヴィッセル神戸」に超大物助っ人として加入したスーパースター，アンドレス・イニエスタをひと目拝もうと味の素スタジアムを訪れた時だった。その日，お目当てのイニエスタはスペインへ一時帰国していて欠場という衝撃の報。詰めかけた 45,000 人近い超満員の観客の落ち込みも相当であったのだが，席近くでどこか愁然としつつも荒れ気味にビールをがぶ飲みしている御仁を発見。妙に興味が湧いて，恐る恐る自ら口火を切って話しかけた相手こそが，何と MIZZ 先生だったというわけである。

　よくよく尋ねてみると，MIZZ 先生も自分と同じ川越在住で，しかも都内で鍼灸院を経営していると言うではないか。サッカー談義に花を咲かせつつ，自分の体の「痛み」を訴えたところ，運命の出会いとはげに恐ろしや，「ぜひ一度来院してみては……」とトントン拍子に事が運ぶことになった次第である。

● **つぼみちゃん**

本名：坪山ミミ　つぼっち君の同居人　42歳

身長 158cm 体重 46kg　自身自慢の理想体型

エリック・クラプトンを全身全霊でリスペクトしている，筋金入りの熱狂的ファン。最近の武道館公演はむろんのこと，クラプトンの旧友スティーブ・ウィンウッドを帯同した 2011 年ツアーでは，12 月の 5 回の武道館公演をはじめ，横浜アリーナ，大阪城ホール，マリンメッセ福岡にも遠征したというツワモノである。

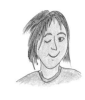

ただ，四十を過ぎたあたりから〈便秘〉に苦しむことが多くなり，最近では〈便秘〉の二次的症状にも悩まされ，いささかパワーダウンで元気の出ない日も目立つようになってきた。そんなこんなで，つぼっち君のススメもあって，MIZZ 先生の指導を仰ぐようになったのである。

● **釜淵さん**

本名：釜淵邦三

1964 年東京五輪世代で　年齢（推定）79 歳？

地元ちびっこサッカーの指導者

現在も，超シニアサッカーチームに所属して，週イチで元気にグラウンドを駆け回っている。

序章 つぼみちゃん MIZZ 先生のところへ 腸活相談に向かう

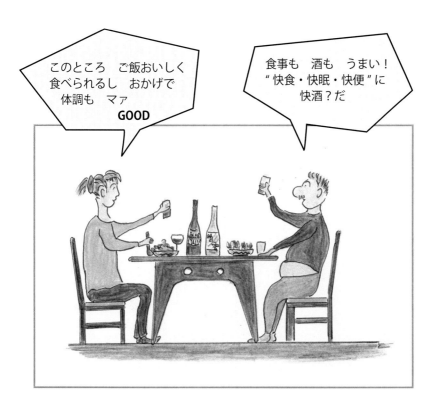

このところ　ご飯おいしく
食べられるし　おかげで
体調も　マァ
GOOD

食事も　酒も　うまい！
"快食・快眠・快便"に
快酒？だ

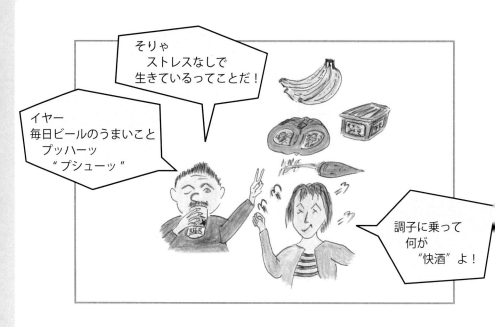

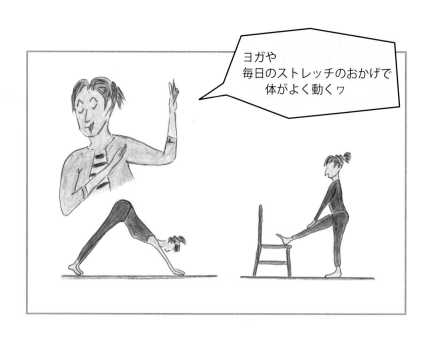

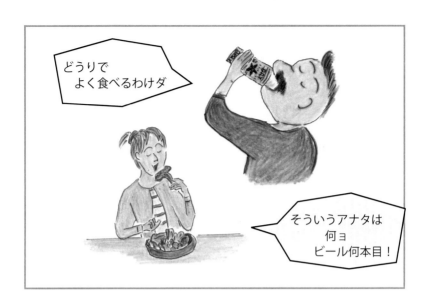

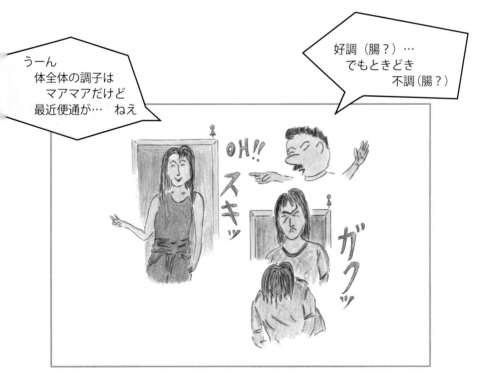

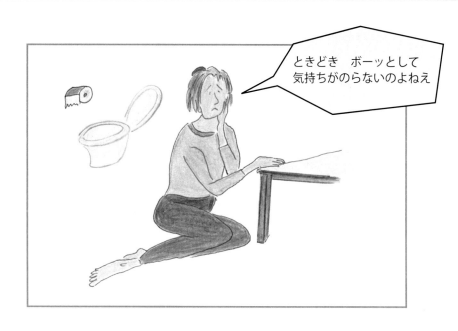

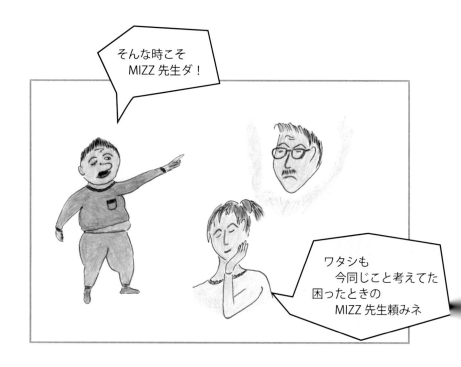

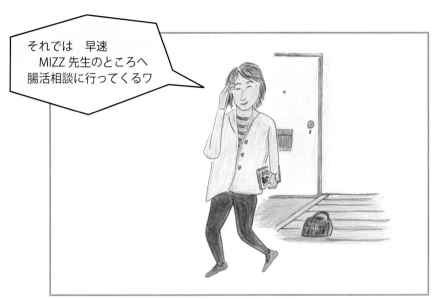

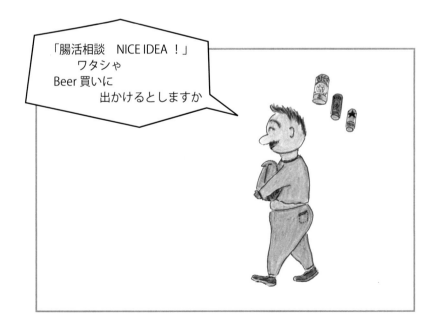

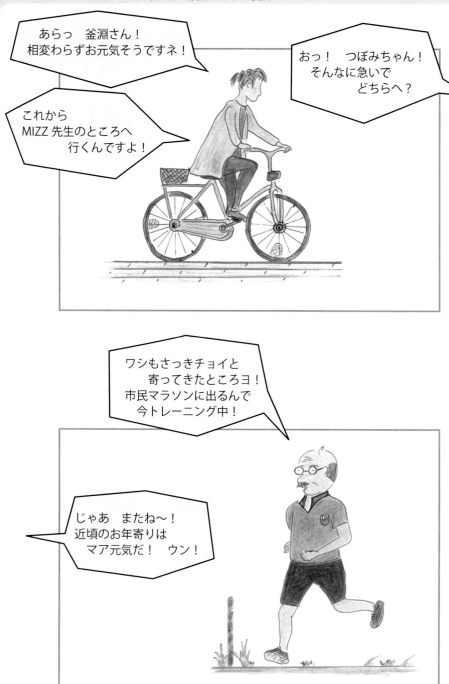

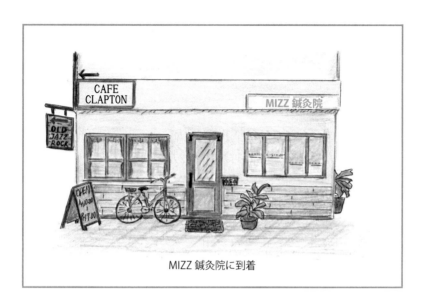

MIZZ 鍼灸院に到着

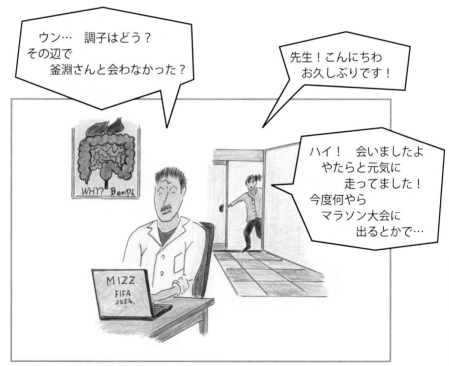

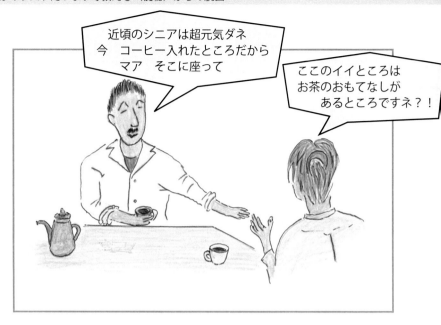

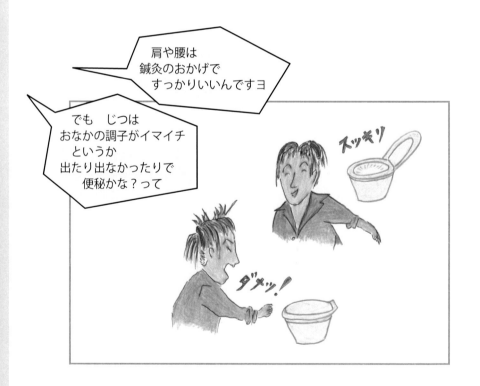

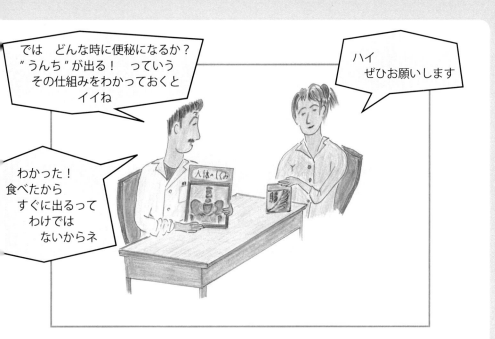

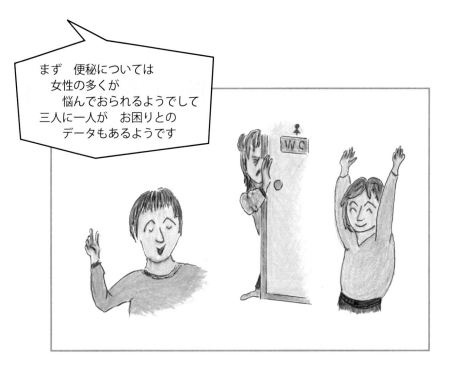

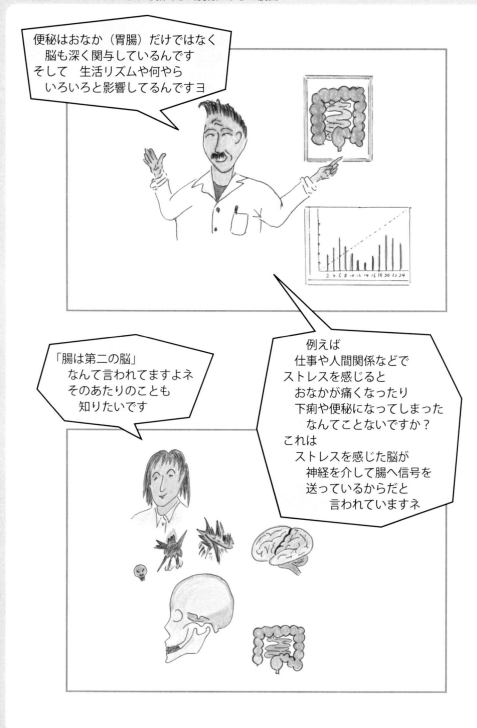

便秘はおなか（胃腸）だけではなく
　脳も深く関与しているんです
そして　生活リズムや何やら
　いろいろと影響してるんですヨ

「腸は第二の脳」
　なんて言われてますよね
　そのあたりのことも
　知りたいです

　例えば
　仕事や人間関係などで
ストレスを感じると
　おなかが痛くなったり
　下痢や便秘になってしまった
　なんてことないですか？
これは
　ストレスを感じた脳が
　神経を介して腸へ信号を
　送っているからだと
　　言われていますネ

さて
　これから　次のような流れで
　お話していきましょう

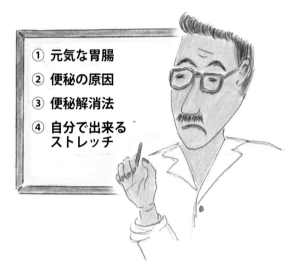

① 元気な胃腸
② 便秘の原因
③ 便秘解消法
④ 自分で出来る
　　ストレッチ

① 便秘知らずの健康な胃腸とは？
　　その時の脳＝腸の相関関係は？
② 便秘のタイプと原因について
　　（何で便秘になっちゃうの？）
③ 便秘にならないためにはどうしたら
　　良いのか
④ 自分でできる便秘解消のストレッチと
　　簡単体操を教えます

第1章 〈便秘〉知らずの健康な胃腸とは

① 朝一杯の水を飲もう

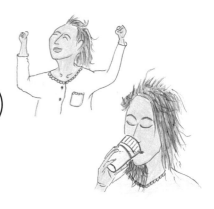

まずは　朝起きて洗顔のあと
「一杯の水を飲む」ことを
習慣化してほしいですネ
猛暑の夏の朝の「冷たい一杯の水」は
熱中症予防にもなります

"寝起きの一杯の水" が
胃に入ることで
胃・腸がモゾモゾ動き始める
これを
《胃》＝《結腸反射》
と言います

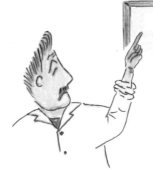

① 朝一杯の水

② 胃＝結腸反射

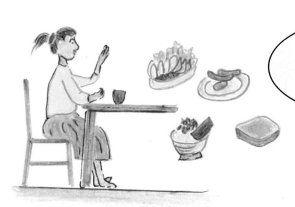

次はしっかり
朝食をとることです！
ご飯でもパンでも　まずは
おなかを満たすことが
大事です

◆モデルさんのマネして
「朝食抜きダイエット」
なんてしては
絶対にダメですョ
あの方たちには
ちゃんと
管理栄養士さんがついて
コントロールしています

毎日の朝食の時間が
決まっていればなお結構です
規則正しい生活リズムの
始まりというわけです

① 朝一杯の水
② 胃＝結腸反射
③ 朝食はしっかり
食べよう

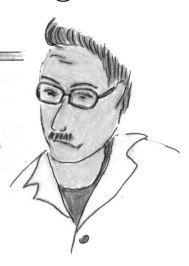

③ トイレに行って便座に座ろう

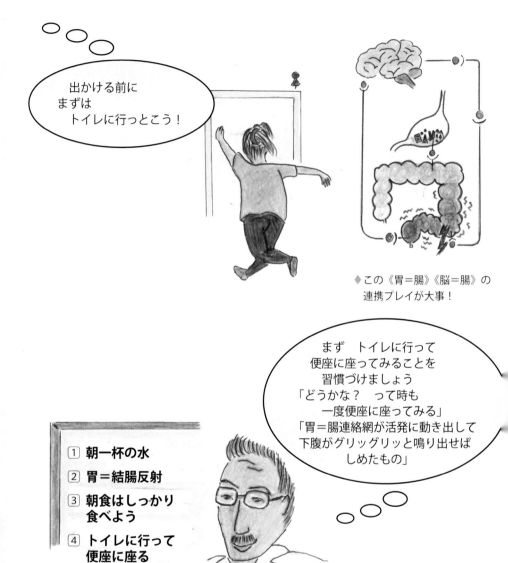

出かける前に
まずは
トイレに行っとこう！

◆この《胃＝腸》《脳＝腸》の
連携プレイが大事！

まず トイレに行って
便座に座ってみることを
習慣づけましょう
「どうかな？ って時も
一度便座に座ってみる」
「胃＝腸連絡網が活発に動き出して
下腹がグリッグリッと鳴り出せば
しめたもの」

1 朝一杯の水
2 胃＝結腸反射
3 朝食はしっかり
食べよう
4 トイレに行って
便座に座る

④ うんち基準をチェックしよう

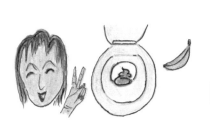

トイレでうまくいった時には
サッサッと流さないで
一応どんな感じの物（ブツ）が出たのか
「形・色・量」などを
チェックしておくとイイですね
大切なのは
自分なりの「うんち基準」を
作っておくことです

「体調の悪い時」「寝不足の時」
「二日酔いぎみの時」
「前日トイレを我慢してしまった時」
などは
特に注意深く観察しましょう！

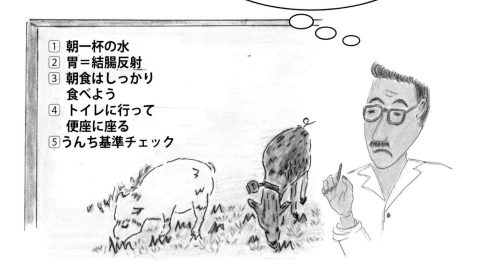

1 朝一杯の水
2 胃＝結腸反射
3 朝食はしっかり
　食べよう
4 トイレに行って
　便座に座る
5 うんち基準チェック

⑤ 健康 "腸" 生活を目指そう

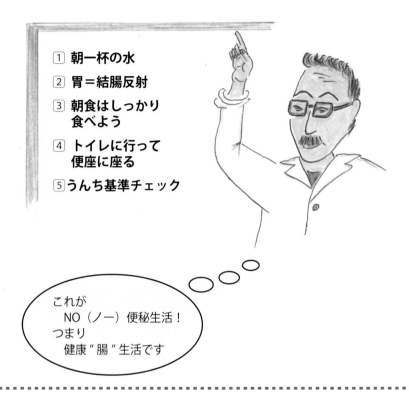

① 朝一杯の水

② 胃＝結腸反射

③ 朝食はしっかり
食べよう

④ トイレに行って
便座に座る

⑤うんち基準チェック

これが
　NO（ノー）便秘生活！
つまり
　健康 "腸" 生活です

　〈便秘〉の基礎を学び，かつ〈便秘〉解消のための方法や技術を実行したからと言って, すぐに明日「ハイ〈便秘〉が治りました」というわけにはいきません。

　今現在も，長期間の〈便秘〉症状に苦しんでいるという方は，まずその状態から脱出することをお考えください。薬との併用も考慮に入れながら，それまでの自身の日常生活のアレコレを振り返って，一度〈便秘〉の呪縛から解放されてみるのも大事なことだと思います。

　そのうえで，あの苦しい〈便秘〉症状に再び陥らないために，本書の内容をぜひ参考にしてみてください。

第2章 〈便秘〉のタイプとその原因

① 〈便秘〉って何だろう

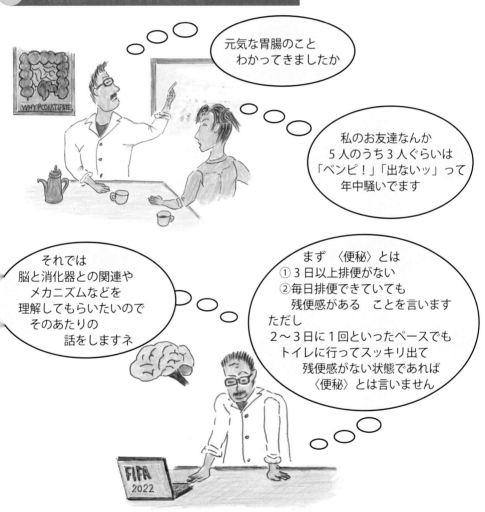

元気な胃腸のこと
わかってきましたか

私のお友達なんか
5人のうち3人ぐらいは
「ベンピ！」「出ないッ」って
年中騒いでます

それでは
脳と消化器との関連や
メカニズムなどを
理解してもらいたいので
そのあたりの
話をしますネ

まず 〈便秘〉とは
①3日以上排便がない
②毎日排便できていても
　残便感がある　ことを言います
ただし
2～3日に1回といったペースでも
トイレに行ってスッキリ出て
　残便感がない状態であれば
　　〈便秘〉とは言いません

② おなかの中はどうなっているんだろう？

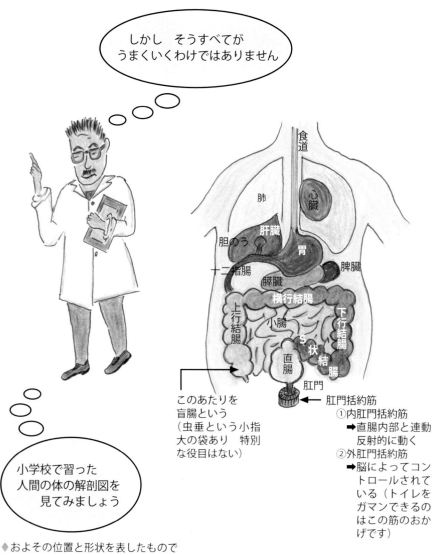

しかし　そうすべてが
うまくいくわけではありません

小学校で習った
人間の体の解剖図を
見てみましょう

食道

肺　　心臓

肝臓

胆のう　　胃

十二指腸　　脾臓

膵臓

横行結腸

上行結腸　小腸　下行結腸

S状結腸

直腸

肛門

このあたりを
盲腸という
（虫垂という小指
大の袋あり　特別
な役目はない）

肛門括約筋
①内肛門括約筋
➡直腸内部と連動
反射的に動く
②外肛門括約筋
➡脳によってコン
トロールされて
いる（トイレを
ガマンできるの
はこの筋のおか
げです）

◆およその位置と形状を表したもので
すので　正確なものではありません
下行結腸・S状結腸・直腸は実際に
は小腸の後方にあります

食事をしてから
便となって排泄されるまで
およそ 24 ～ 48 時間と
言われています（諸説あります）
結構時間がかかるものなんです

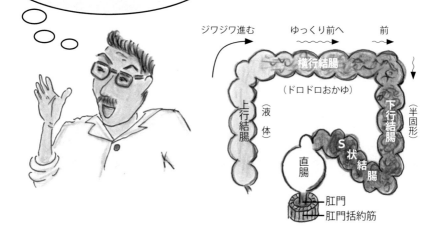

◆ （上行・横行・下行）結腸の仕事は，主に，小腸から
送られた液状便から水分やミネラルを抜き取り，固形
にすることです。
最後のS状結腸は，しばし溜め置き，つまり，最後の
直腸へ送り込む前の控室みたいなものです。

ほとんど液体状態で
小腸から結腸にたどり着くと，
上行結腸（ほとんど液体）➡横行結腸
（ドロドロ状）➡下行結腸（半固形）と
たどって　S状結腸で排泄の待機を
することになります
この時の直腸内は
前日スッキリ排泄されていれば
空っぽと言われています

④ 胃＝結腸反射

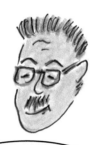

まずは
寝起きの一杯の水で
腸がそろりと
動き出しますヨ

前日までに
「うんち」として運ばれてきたブツは
Ｓ状結腸あたりで
「出」をうかがっているところですが
そこで「朝の一杯の水」が胃に入ると
胃＝結腸反射が起こって
Ｓ状結腸がモゾモゾし始めるのです

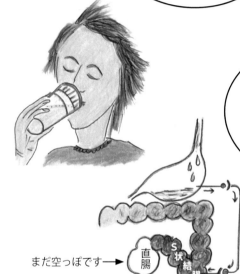

胃＝結腸反射

まだ空っぽです→ 直腸 Ｓ状結腸

脳＝腸の関係は
昔からよく使われている言葉にも
表れているョ　たとえば
「断腸の思い」
「腹の虫が治まらない」
「はらわたが煮えくり返る」
など

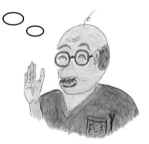

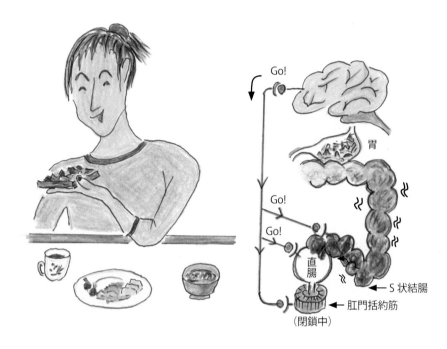

Go!

胃

S状結腸

肛門括約筋
（閉鎖中）

直腸

◆胃に食べ物ががどんどん入ってくる
➡大腸がモゾモゾ動きはじめる（結腸大蠕動）➡内肛門筋はそろそろモゾモゾだが外肛門筋は閉鎖

ここまでの動きを説明すると
　　以下のようになります
①前日までに溜まった「うんち」は
　S状結腸で「出」をうかがっている
　「朝一杯の水」でモゾモゾと始動
　胃に食べ物が入ると大腸が
　「大蠕動」を起こす
②食事が進むと　脳からの指令により
　「うんち」はS状結腸から直腸へと
　移動を始める
③ただし　肛門括約筋はまだ閉鎖中

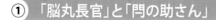

5 脳と腸の相関関係について

① 「脳丸長官」と「閂の助さん」

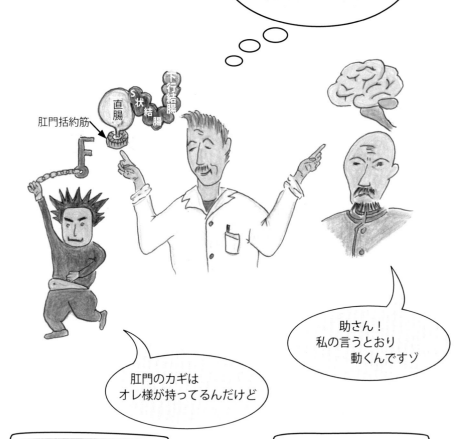

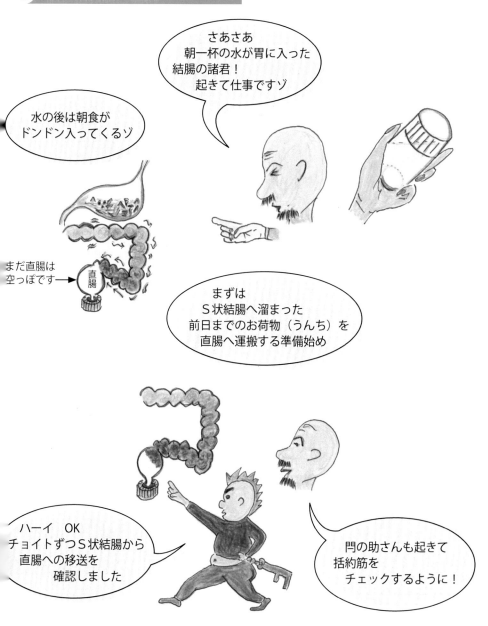

さあさあ
朝一杯の水が胃に入った
結腸の諸君！
起きて仕事ですゾ

水の後は朝食が
ドンドン入ってくるゾ

まだ直腸は
空っぽです→

直腸

まずは
S状結腸へ溜まった
前日までのお荷物（うんち）を
直腸へ運搬する準備始め

ハーイ　OK
チョイトずつS状結腸から
直腸への移送を
確認しました

門の助さんも起きて
括約筋を
チェックするように！

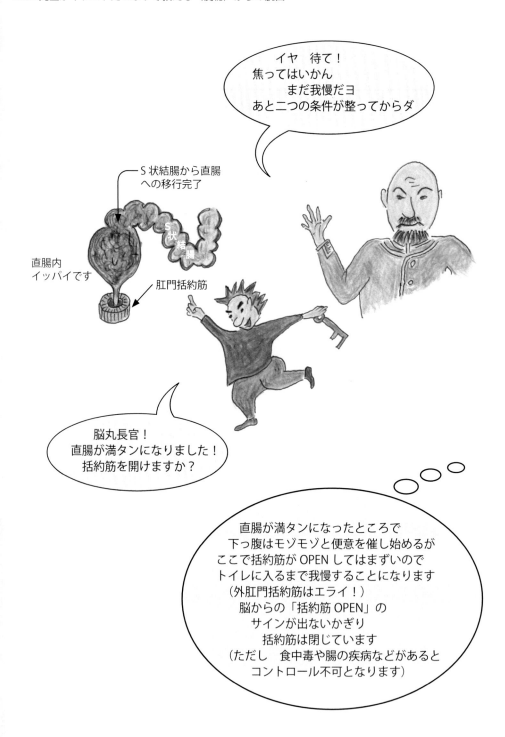

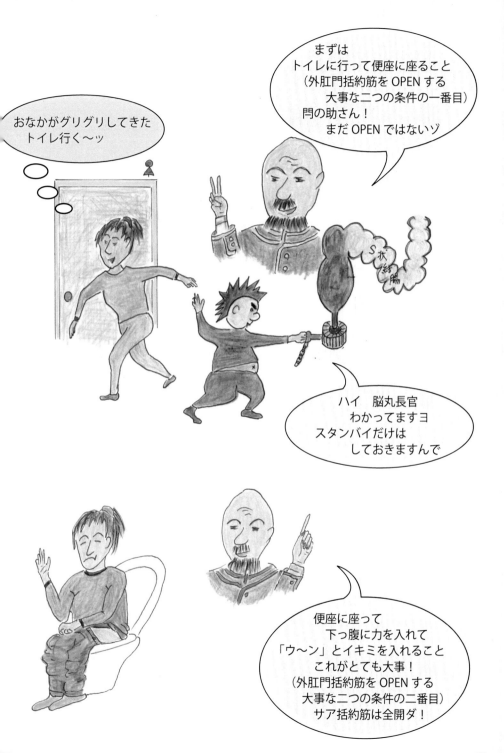

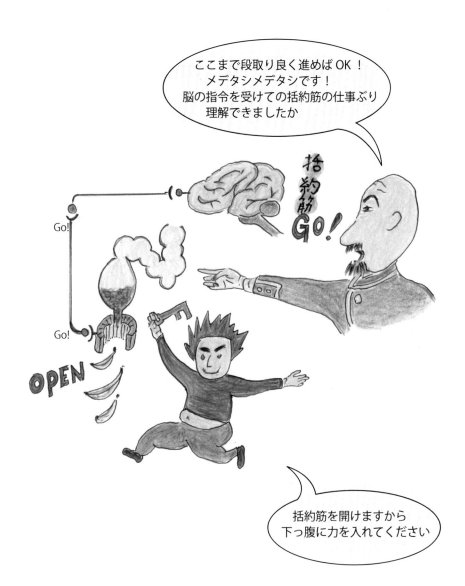

6 トイレでの理想的な姿勢

トイレでの姿勢は
ロダンの"考える人"ポーズが一番！
やや前屈して下腹に力を入れて
開いた肛門括約筋から
直腸に溜まった「うんち」を
一気に押し出す！

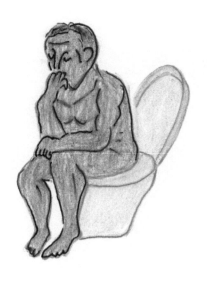

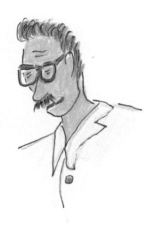

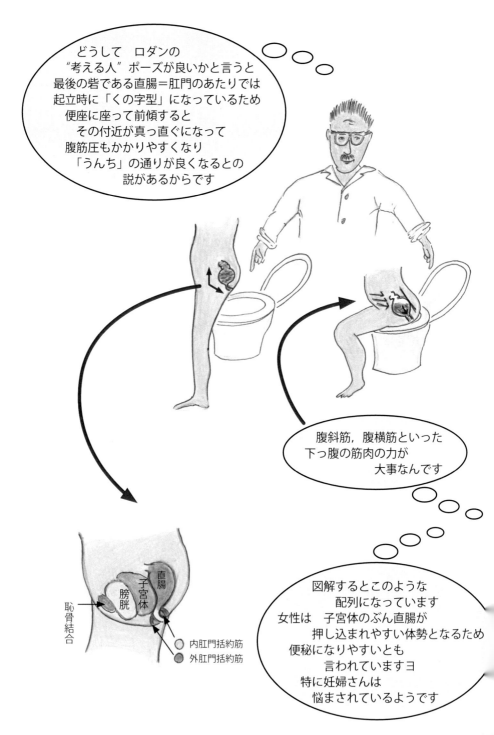

⑦ 〈便秘〉のタイプ

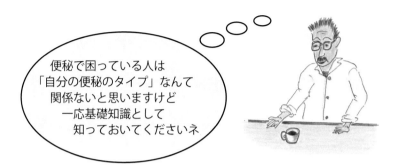

便秘で困っている人は
「自分の便秘のタイプ」なんて
関係ないと思いますけど
一応基礎知識として
知っておいてくださいネ

● 便秘の４つの型 ●

❶疾病型：腸狭窄，腸捻転，大腸がん，痔など　➡　すぐに専門医に診てもらってください

❷弛緩型（腸が大蠕動しない）：大腸の動きが悪く，下っ腹のイキミ力も弱い　➡　便の腸内滞在時間が長く，水分だけはどんどん吸収されていき，ガスも溜まりやすい。「うんち」も固くなりがち。入院生活が長い人，運動不足の人，高齢で腹筋力が弱い人などに多い。
　●腸活力や腹筋力を鍛える運動を無理なく進めていくことが大事です
　　➡「運動法」については後ほど（63頁）説明します

❸痙攣型（ストレス有り有り型）：自律神経の不調で，腸が緊張した状態で不規則運動をする　➡　下痢と便秘を繰り返す

❹直腸溜まり型（ふんづまり薬依存型）：直腸まで「うんち」が運ばれるが，出せない　➡　トイレを我慢しがちで，だんだん便意を感じなくなり，最終的に薬に頼ってしまう。

●プラスワン　材料不足型：朝食を食べない人

注：高齢になると，イキミ力がも弱くなり，また神経伝達も鈍くなり便意を感じにくくなる方もいらっしゃいます。（諸説あり）

8 良い状態の腸をもう一度確認しておこう

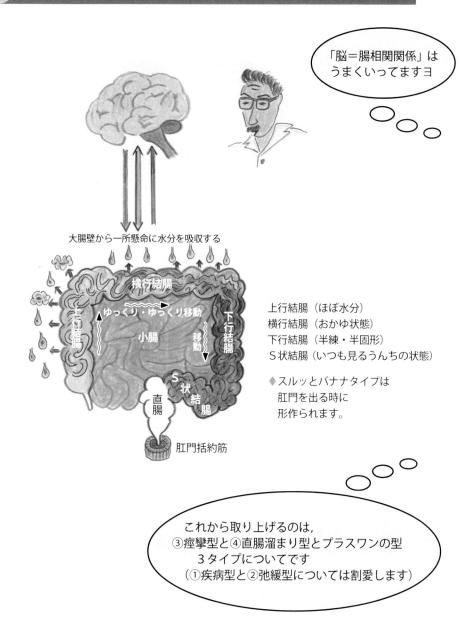

「脳＝腸相関関係」は
うまくいってますヨ

大腸壁から一所懸命に水分を吸収する

横行結腸

ゆっくり・ゆっくり移動

上行結腸

小腸

下行結腸

移動

Ｓ状結腸

直腸

肛門括約筋

上行結腸（ほぼ水分）
横行結腸（おかゆ状態）
下行結腸（半練・半固形）
Ｓ状結腸（いつも見るうんちの状態）

◆スルッとバナナタイプは
　肛門を出る時に
　形作られます。

これから取り上げるのは，
③痙攣型と④直腸溜まり型とプラスワンの型
３タイプについてです
（①疾病型と②弛緩型については割愛します）

⑨ **痙攣型（ストレス有り有り型）の〈便秘〉**

ストレス無しの腸
（個人差があります）

ストレス有りの腸

ゆったり 24 〜 48 時間かけてながれていきます

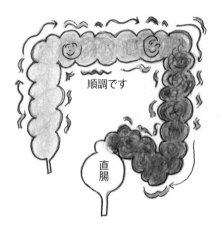

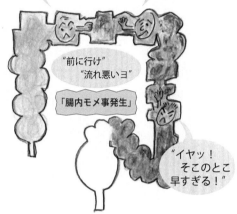

精神的なストレスが原因で
自律神経が不調となり
「脳＝腸相関関係」がうまくいかないため
蠕動が不安定となって
下痢と便秘を繰り返す状態や
腹痛を伴ったりするケースが多い

◆腸自体がこんな風になる
わけではありません。
あくまで，イメージ図と
してご覧ください。

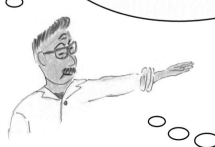

「脳＝腸相関関係」が
うまくいってないので
チョイと厄介ですなぁ

37

⑩ 直腸溜まり型（ふんづまり薬依存型）の〈便秘〉

まず，こんな場面を
想像してみてください

こんな時の腸の状態は　というと

食事も終わって　大腸の大蠕動が
起こり　すでにＳ状結腸から直腸へ
「うんち」が送られて
直腸はイッパイの状態です

直腸内
イッパイです

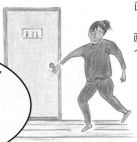

└ Ｓ状結腸

おなかがグリグリしてきたア
サア　トイレ行こうっと
　でも　バスの時間が〜
　トイレ行ってると
　　間に合わないかも〜

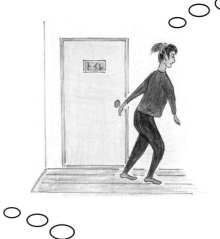

どうしようかな？
やっぱりやめとこうか
バス来ちゃうし〜
ガマンしとこう

サア　急がなくちゃ
行かなくちゃ　会社に
　ワア　バス来てるヨ

といったことを
毎日繰り返していると
脳と腸の良い関係が
崩れてしまうんです！

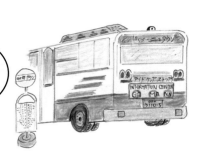

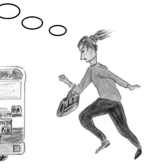

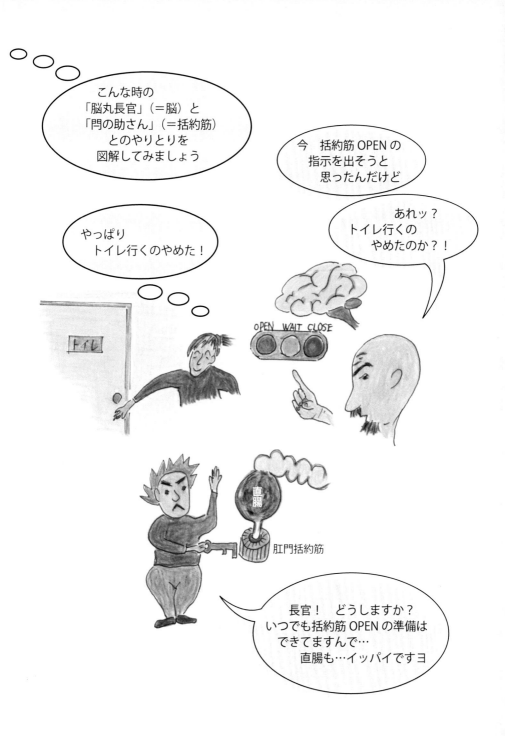

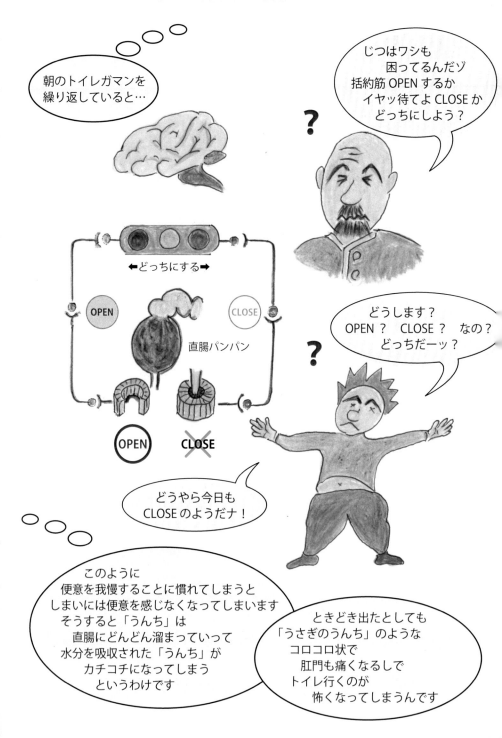

朝のトイレガマンを
繰り返していると…

じつはワシも
困ってるんだゾ
括約筋 OPEN するか
イヤッ待てよ CLOSE か
どっちにしよう？

←どっちにする→

OPEN

CLOSE

直腸パンパン

OPEN

CLOSE

どうします？
OPEN ？　CLOSE ？　なの？
どっちだーッ？

どうやら今日も
CLOSE のようだナ！

このように
便意を我慢することに慣れてしまうと
しまいには便意を感じなくなってしまいます
そうすると「うんち」は
直腸にどんどん溜まっていって
水分を吸収された「うんち」が
カチコチになってしまう
というわけです

ときどき出たとしても
「うさぎのうんち」のような
コロコロ状で
肛門も痛くなるしで
トイレ行くのが
怖くなってしまうんです

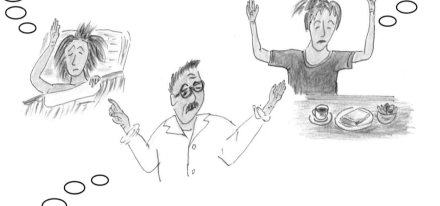

主な〈便秘〉の型を
説明しましたが，
もう一つオマケに
「材料不足型」についても
説明しておきましょう

なんか　食欲ないし〜
今朝はパス！
モデルさんたちって
朝ごはん食べない
らしいし…

ウワッ！　寝坊した！
朝ごはん？
そんな時間ないし〜

朝決まった時間に
食事が取れない
規則正しいバランスの良い
食事がとれない
じつはこのタイプも
困ったもんなんです

モデルさんたちは，
スタイルを保つために
日頃からいろいろ努力しているんです
時に「朝食抜き」といった話が
漏れ伝わったりもしますが
管理栄養士さんがきちんとカロリー計算をして
一日の食事や栄養バランスなどを
考えて対処しているので　安易に
真似したりしてはいけません

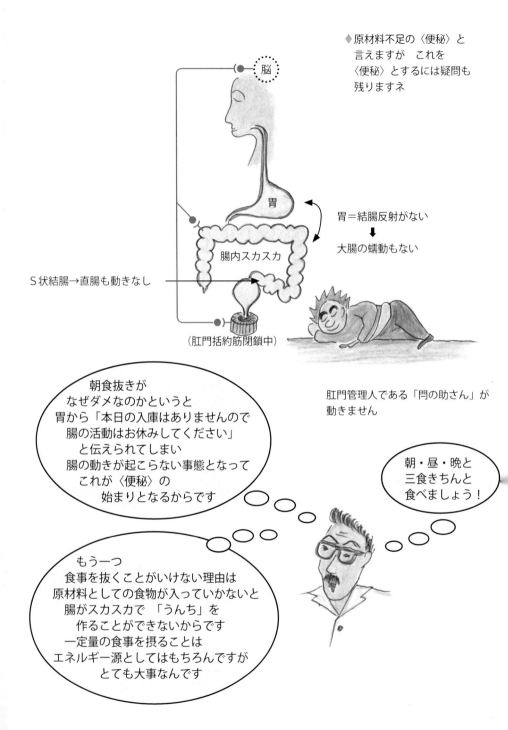

◆原材料不足の〈便秘〉と
言えますが　これを
〈便秘〉とするには疑問も
残りますネ

脳

胃

胃＝結腸反射がない

↓

大腸の蠕動もない

腸内スカスカ

S状結腸→直腸も動きなし

（肛門括約筋閉鎖中）

肛門管理人である「門の助さん」が
動きません

朝食抜きが
なぜダメなのかというと
胃から「本日の入庫はありませんので
腸の活動はお休みしてください」
と伝えられてしまい
腸の動きが起こらない事態となって
これが〈便秘〉の
始まりとなるからです

朝・昼・晩と
三食きちんと
食べましょう！

もう一つ
食事を抜くことがいけない理由は
原材料としての食物が入っていかないと
腸がスカスカで「うんち」を
作ることができないからです
一定量の食事を摂ることは
エネルギー源としてはもちろんですが
とても大事なんです

〈便秘〉の時の腸の状態を見てみよう

〈便秘〉のタイプを
説明してきましたが
おわかりいただけましたか？

はい！　OKです！
〈便秘〉にはどんな型があるのかは
理解できました

でも〈便秘〉の時の腸って
どんな風になってるの？
あまり見たいもんでは
ないけど…

では　〈便秘〉の時の
結腸内の様子を
イラストで見てみましょう

⟸ ガス発生 ⟹

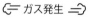

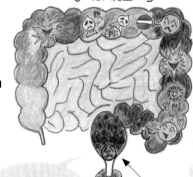

こちら
大腸交通情報センター
大渋滞発生中です

特に出口付近は
固まりがひしめき合って
動けませ〜ん

所により「ガス」も
発生している模様デス

チョイ待てーッ！
進入禁止ダーツ

腸内ガスは，①口から飲み込んだ空気，
②腸内細菌によるものですが，一部は
オナラとして外へ排出され，残ったガ
スは腸壁から血中に流れていきます。

動けません

前に行けーッ

こちらは水分をしぼり取
られてカチカチコロコロ

長時間「うんち」が
腸内に滞留していると
発がん促進物質をはじめ食品添加物
残留農薬などの本来人間が受容できない
物質が体内にとどまることになり
有害物質やガスを
発生させてしままいます

おまけに
これらの有害物質と
いわれているものは
腸壁から吸収されて血液中をめぐり
体中に"悪さ"をします
だから〈便秘〉は
いけないんです

第3章 〈便秘〉にならないために

① 〈便秘〉予防の原則

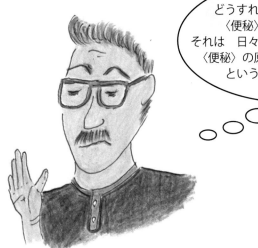

どうすれば
〈便秘〉にならずにすむか？
それは　日々の暮らしのなかで
〈便秘〉の原因を作らないようにする
ということに尽きます

- ① ストレスのない生活を心がける
- ② 便意を我慢しないようにする
- ③ 規則正しいバランスの良い食事を摂る
- ④ 適度な運動を習慣づけて筋力をつける
- ⑤ 体（おなか）を冷やさないようにする
- ⑥ おなかのマッサージをする

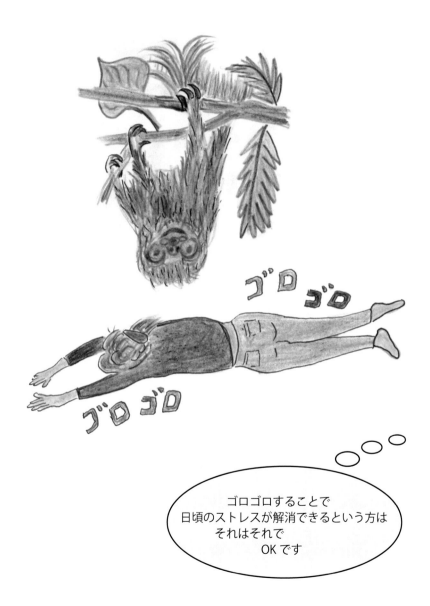

ゴロゴロすることで
日頃のストレスが解消できるという方は
それはそれで
OK です

ゴロゴロ生活の理想形は
"ナマケモノ"です
"ナマケモノ"はじつはとても賢い動物で
究極の地球環境適応型生物と
言えますネ

●ちょっと気になる"ナマケモノ"の豆知識●

主に，中米やアマゾン川流域の熱帯雨林地帯に棲息。

夜行性で，ほぼ一日中，樹木の枝にぶら下がっている状態で過ごしているが，一日20時間程度は寝ているらしい。

また，起きていても動き回ることがないことから，この名前が付いた????

あまりにも動かないので，体表にコケなどが育ち，森と一体化してしまうので，敵も見逃してしまうらしい。

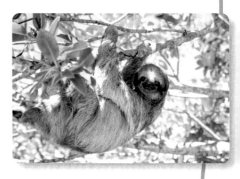

トイレは7〜10日おきに，排尿・排便（便秘ではない!!）する。しかもその時だけは，木から降りて自分で木の根元に穴を掘って用を足すそうだ。何とも，マナーの良さは動物界のカガミである。

一日の食事量は，8g？程度で良いらしく，そのあたりの葉っぱ4〜5枚（食べる葉は特定）でOK！　おまけに代謝がゆっくりなので，トイレも10日に1回（便秘ではない!!　☞妙に納得）。

しかし，いつもノンビリ デレ〜ッとしているのに，泳ぎは得意らしく，木の上よりもすばやく移動できてしまうようだ。

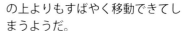

指先の形状から，フタユビとミツユビの二種に分かれるが，各種メディアでよく紹介されるのは，お顔がニカッ〜と笑って見える"ミツユビナマケモノ"のほうである。

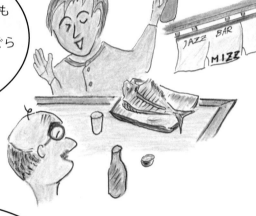

その日のストレスは
その日のうちに解消しよう
てなわけで
やっぱり行ってしまいますよね
「居酒屋」さんへ

でも飲んでばかりいると
ストレスはマイナスになっても
カロリーがプラスになって
"肥満"への道まっしぐら
なんてことになったら
逆効果ですから
ほどほどに！

「飲み会」なんて
いう言い方がまずいのであれば,
呼び名を「交歓会」とか
「意見交換会」にすれば
イイんじゃないですかネ

「夜の交歓会」で
時に自由闊達な自己表現をしたり
友と愉快な時間を共有することで
他者を尊重する心が養われ "生きる力"というものが
ブラッシュアップされるわけです
人と人が"交歓"する場から生まれる特別なひと時によって
日頃のストレスやプレッシャーから解放され
生命力に満ちた壮気あふれる心身を
取り戻すことができるとすれば
これは大変結構なお話だ
ということになります

夜の居酒屋さんってのは
ストレス発散には
そりゃこたえられませんヨ

とは言うものの
翌日目が覚めると
「昨晩の事は忘却の彼方へ〜」で
体のアチコチに痣が〜　なんてことになると
「飲みニュケーション」も
問題ですけどネ

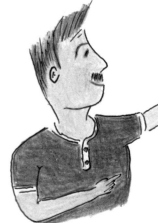

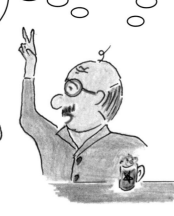

ひと仕事終えた後の
居酒屋さんでの一杯も
あまりキンキンに冷えた飲み物は
腸活本などでもよく言われているように
体を冷やしてしまうのでホドホドに願います
ポリフェノールたっぷりの
ワインなども良いですけど
やっぱり熱燗とか焼酎お湯割りが
オススメですネ

ついでに言うと
締めはラーメンではなくて
しじみの味噌汁なんかにすれば
ベストかと

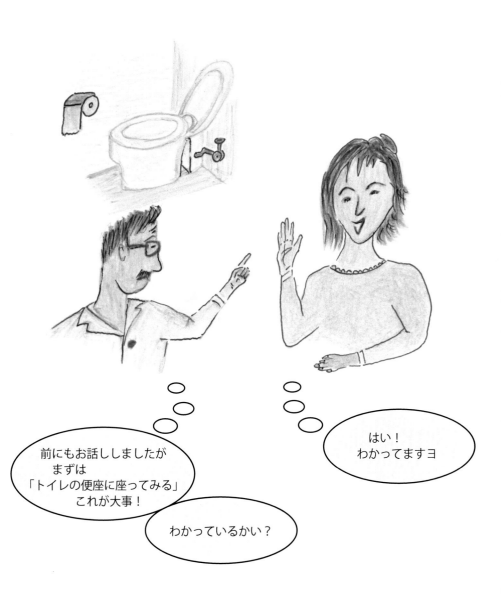

④ 規則正しいバランスの良い食事を摂ろう

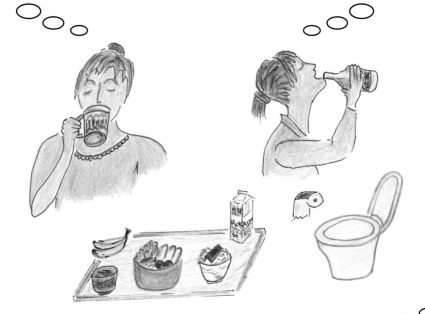

三食きちんと食べてます

「寝起きの水」を忘れずに！

毎日朝・昼・晩三食
決まった時間に食べたほうが
良いとは言いますが,
「朝寝坊」「二日酔い」「食欲なし」
なんて日も時にはあります
そのような時は，無理無理詰め込んで
体調を崩してしまっては元も子もないので
後で食べられそうになってから
ということでも
一向に構いません

ただし，水だけは
ある程度補給しておきましょう。
なぜかと言えば,
①前日までの不要成分をオシッコで排泄す
②「うんち」も固くならずに大腸内を
動くようになる，からです
冷たい水を飲むと体が冷えたり
おなかが痛くなるという方には
体をやんわりと温める
「白湯」がオススメです

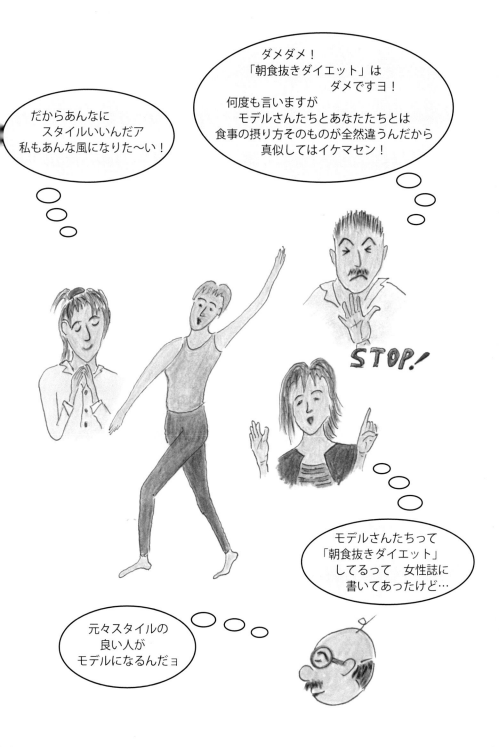

5 適度な運動で筋力をつけよう

① 日常生活のパターンを変えてみよう

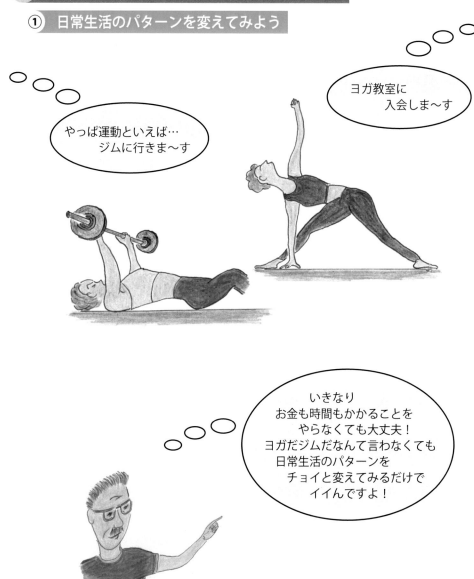

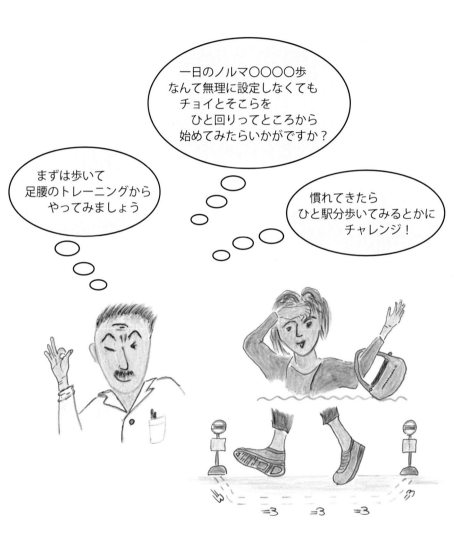

③　駅では階段を使うようにしてみよう

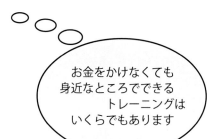

お金をかけなくても
身近なところでできる
トレーニングは
いくらでもあります

駅の階段だって
工夫すれば
十分なトレーニングになります
下っ腹の筋肉　大殿筋
ハムストリング　四頭筋など
いろいろな筋肉に
効果あり

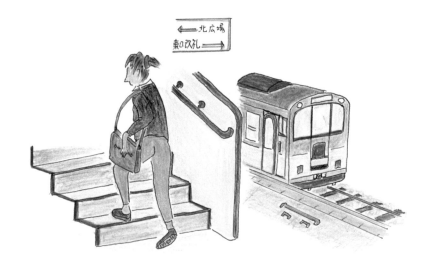

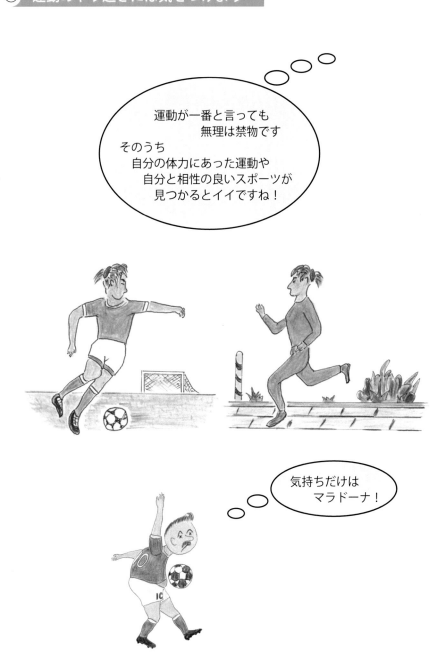

6 体（おなか）を冷やさないようにしよう

① 入浴の効果

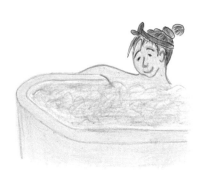

ふうッ！
仕事から帰っての"お風呂"は
最高～ネ！

● 入浴の効果 ●

❶入浴は体を温めるのはもちろん，体内温度が上がることで免疫力もアップすると言われています。

❷リラックスして自律神経が安定します

❸おなかが温まる➡おなかの血流が良くなる➡腸が温まる➡腸が活性化する（おなかのガス抜きにも効果がある，という説もあります）

おなかを温める（＝体を冷やさない）ことは，大腸機能を高める大事なポイントなのです。

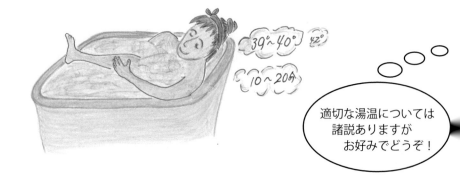

39°～40° 42°

10～20分

適切な湯温については
諸説ありますが
お好みでどうぞ！

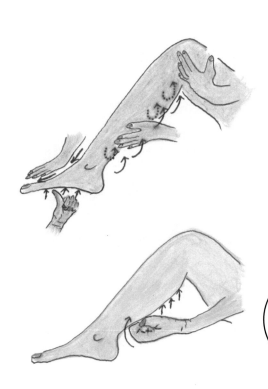

お風呂で温まりながらの
足のマッサージはオススメです
いろいろ工夫しながら
トライしてみましょう！

アキレス腱のあたりから
手をグーにして
ふくらはぎをトントンたたいたり
グーのままグイーッと
こすり上げるのも
イイですね

● ふくらはぎマッサージのやり方 ●

❶片手でも両手でもやりやすい方法で OK です
　足首からアキレス腱あたりをムギュッと 5 〜 6 秒つかみ取りし
　てモミモミ
❷ふくらはぎ下部から上方のひざ裏までをフワッとゆっくりつか
　んでモミモミ
　（回数は決めないで心地良くなったところで OK）
❸足裏も土踏まずあたりをギュッと指圧してみましょう

意外に思われるかもしれませんが　下肢や足首まわりには消化器系に関連する"ツボ"がたくさん並んでいます

東洋医学では

　ひざ ➡ ふくらはぎ ➡ 足首 ➡ 足指までのツボが 60 以上あると言われています（"ツボ"については巻末付録をご参照ください）

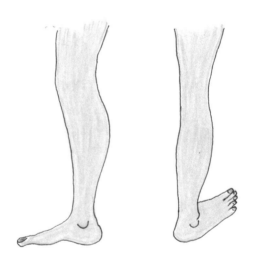

● ふくらはぎマッサージの効果 ●

ふくらはぎは血液の貯蔵庫とも言われ　運動機能の動力源です

ふくらはぎマッサージには次のような効果があります

❶ 冷えやむくみの解消になる

❷ 胃腸のはたらきを改善する

❸ 腰痛や生理痛を改善する

❹ 疲労回復や活力再生につながる

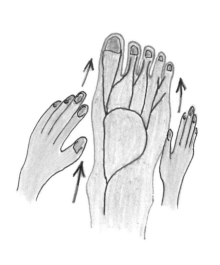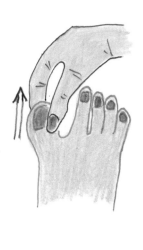

● **足指の先まで血流を良くしましょう** ●

❶足先には図に示したような血流があります
　足の甲から指先へ向かって手でつつみこむような感じでスーッ
　とマッサージしてあげると血流がほどよく指先まで届きます
　（自分が冷え性だと思っている方はなおさら頑張ってください）
❷足先まで血流を良くしてあげたら
　次は親指から順番に小指まで一本ずつモミモミマッサージ
❸最後に指伸ばしストレッチ

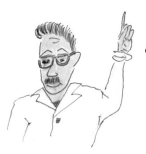

ふくらはぎマッサージや
足指モミモミマッサージは
お風呂の中に限らず
いつでもどこでも気がついた時に
やってみてください
とにかくやり続ける習慣が
大事ですヨ！

7　おなかのマッサージをしよう

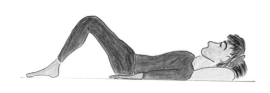

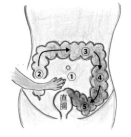

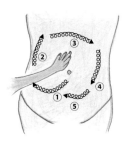

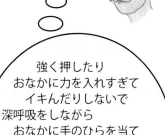

強く押したり
おなかに力を入れすぎて
イキんだりしないで
深呼吸をしながら
おなかに手のひらを当て
（片手でも両手でも OK）
ゆっくりゆっくりやさしく
「私の腸さん！元気に動いてネ」
といった気持ちで
やりましょう

● おなか "の" の字マッサージのやり方 ●

- ひざを立て上向きに寝る（力を抜いてリラックス）
- ゆっくり深呼吸を 4 〜 5 回（4 〜 5 秒かけて息を吸ってゆっくり吐き出す）
  - ① おへその右下方に手を当てる
  - ② ゆっくり右上方に（上行結腸にそって）モミモミ
  - ③ 右肋骨まできたら横行結腸にそっておへそ上部を横断
  - ④ 左肋骨下部までいったら下行結腸にそって
  - ⑤ 最後は　左足の付け根にそって恥骨結合の上部付近までモミモミ

①から⑤までを　5 〜 10 周（1 周の目安は 30 秒程度）やると GOOD ！
ガスが溜まりやすい人には特に効果があると言われています
ただし　食後すぐには行わないでくださいネ！

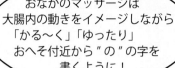

おなかのマッサージは
大腸内の動きをイメージしながら
「かる〜く」「ゆったり」
おへそ付近から〃の〃の字を
書くように！

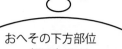

おへその下方部位
（丹田）には
すべての「気」が集まると
言われています

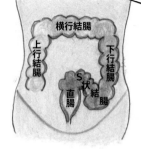

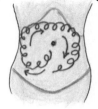

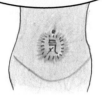

東洋医学では
自然と調和して生きる・自然に身を
ゆだねる「天人合一」という考えをもとに
内臓機能を整えて
人間本来の生命力や自然治癒力を生かして
「気・血・水」を全身にめぐらせることが
健康への道と言われています

「気」は
目に見えるものではありませんが
やる気・気力・元気なエネルギー
とも言われ
自律神経・食欲・免疫力などと
大いに関連しています

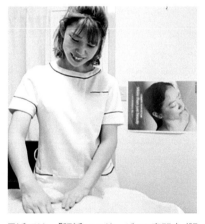

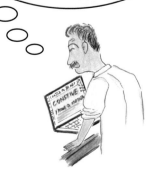

最近では　「腸活マッサージ」の専門家（腸
セラピスト）として活躍されている女性
もいらっしゃるようです
一人で自宅でマッサージしていても「長
続きしないし…」なんて思い悩んでいる
方はそんな専門家のもとを一度訪ねてみ
るのもお勧めです

8 〈便秘〉解消法のまとめ

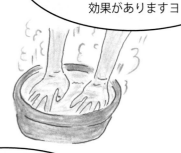

冬の寒い日に帰宅が遅くなって
お風呂が間に合わないなんて時には
洗面器にお湯を入れ
手足を温めるだけでも血流改善の
効果がありますヨ

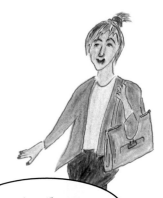

ウォーキングの
習慣をつけましょう

ストレス発散と言って
飲んでばかりいてはダメですヨ
ほどほどに！

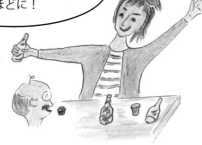

もう一度
おさらいをしておきましょう

無理なくできることから
少しずつ始めてみましょう
毎日欠かさずに実行すれば
必ず改善されていくはずです

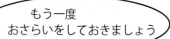

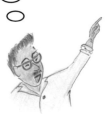

1. ストレスのない生活を心がける
2. 便意を我慢しないようにする
3. 規則正しいバランスの良い食事を摂る
4. 適度な運動を習慣づけて筋力をつける
5. 体（おなか）を冷やさないようにする
6. おなかのマッサージをする

第4章 〈便秘〉知らずのストレッチと簡単体操

① やり続けることが大事です

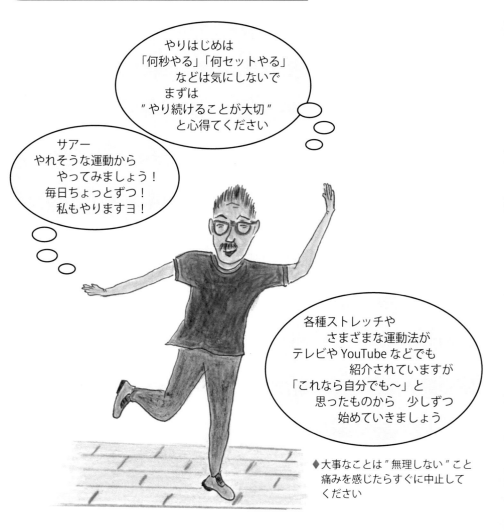

やりはじめは
「何秒やる」「何セットやる」
などは気にしないで
まずは
"やり続けることが大切"
と心得てください

サアー
やれそうな運動から
やってみましょう！
毎日ちょっとずつ！
私もやりますヨ！

各種ストレッチや
さまざまな運動法が
テレビや YouTube などでも
紹介されていますが
「これなら自分でも～」と
思ったものから 少しずつ
始めていきましょう

◆大事なことは"無理しない"こと
痛みを感じたらすぐに中止して
ください

② 「立てひざ・おしり上げ運動（基本編）」

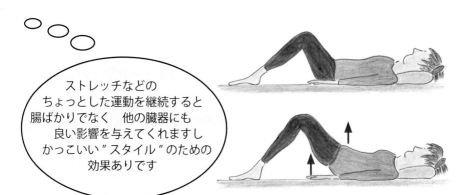

ストレッチなどの
ちょっとした運動を継続すると
腸ばかりでなく　他の臓器にも
良い影響を与えてくれますし
かっこいい"スタイル"のための
効果ありです

● 「立てひざ・おしり上げ運動（基本編）」のやり方 ●

❶ 「おなか"の"の字マッサージ」と同じように上向きに横たわる

❷ 肛門の引き締めを意識しながらおしりを床からスーッと持ち上げる

・ おへそまわりの腹筋や大殿筋も締まっています

・ 力の入りにくい人は床からおしりが浮くレベルから徐々に慣らしていきましょう

● 「立てひざ・おしり上げ運動（基本編）」の効果 ●

❶ 腹直筋がキュッと動くことで腸内が活性化する

❷ 骨盤底筋が強化されることで「尿モレ予防」「頻尿予防」になる

❸ ヒップアップの補正になる

「立てひざ・おしり上げ運動（応用編）」

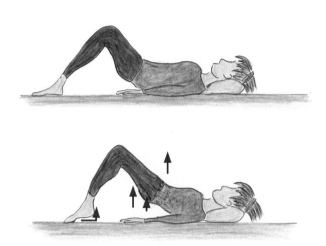

●「立てひざ・おしり上げ運動（応用編）」のやり方 ●

❶ 基本姿勢は基本編と同じです
（意識して肛門を引き締めましょう）

❷ 足首とかかとを少し上体に引き寄せてつま先立ちのようにする

❸ おしりと腰を引き上げる
（肩甲骨（上位背部）と首まわりで支える感じです）

●「立てひざ・おしり上げ運動（応用編）」の効果 ●

基本編と同様ですが　さらに腹直筋と大殿筋の強化にもなります

注）何度も言いますが　くれぐれも無理は禁物
　　背中に負担を感じるようであれば中止してください

④「おしり上げ＋片足上げ運動」

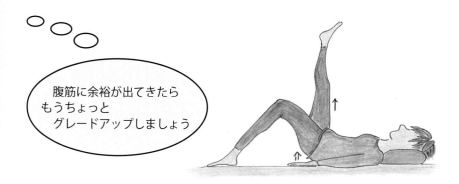

腹筋に余裕が出てきたら
もうちょっと
グレードアップしましょう

●「おしり上げ＋片足上げ運動」のやり方 ●

❶ おしりを持ち上げてそのままキープする
❷ その状態を維持したまま　片足をスーッと垂直方向へ上げる
❸ そのままの姿勢を 5 〜 8 秒程度キープする
・ 上げる足を替えながら 10 〜 20 回やってみましょう

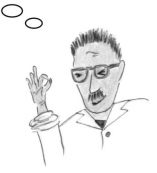

おしりの付け根をさわってみて
大殿筋やハムストリング（腿の裏側の筋群）が
頑張っているのを確認してみましょう
ストレッチや運動は"うそ"はつきませんが
美尻を目指すのであれば
これ一つだけやってもダメですヨ！
いろいろな運動を組み合わせて
初めて効果アリとなるのです

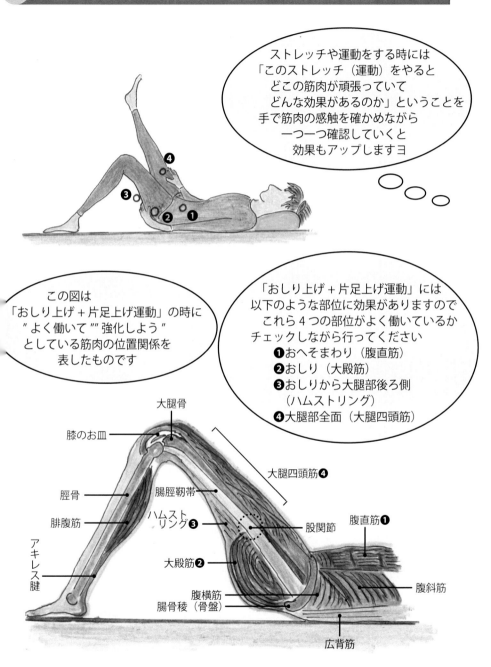

ストレッチや運動をする時には
「このストレッチ（運動）をやると
どこの筋肉が頑張っていて
どんな効果があるのか」ということを
手で筋肉の感触を確かめながら
一つ一つ確認していくと
効果もアップしますヨ

この図は
「おしり上げ＋片足上げ運動」の時に
"よく働いて""強化しよう"
としている筋肉の位置関係を
表したものです

「おしり上げ＋片足上げ運動」には
以下のような部位に効果がありますので
これら4つの部位がよく働いているか
チェックしながら行ってください
❶おへそまわり（腹直筋）
❷おしり（大殿筋）
❸おしりから大腿部後ろ側
　（ハムストリング）
❹大腿部全面（大腿四頭筋）

大腿骨
膝のお皿
大腿四頭筋❹
脛骨
腸脛靭帯
ハムストリング❸
股関節
腓腹筋
腹直筋❶
大殿筋❷
アキレス腱
腹横筋
腸骨稜（骨盤）
腹斜筋
広背筋

6 「へそのぞき運動」

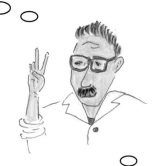

「腹筋なんてとてもとても〜」
という方は　最初は
「おへそをチョイとのぞく気持ち」
から始めましょう

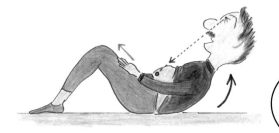

体育会系のトレーニング
ではありませんから
反動をつけたり
V字腹筋運動にならないように
気をつけてくださいネ

● 「へそのぞき運動」のやり方 ●

❶ 「おしり持ち上げ運動」と同様リラックスして上向きに寝る
❷ 大腿部前面に手を当てる
❸ ゆっくりと背と首を起こす
❹ 手のひらをひざ頭に届くまで伸ばす
❺ 目線はおへそへ！（おへそをのぞく感じです）

● 「へそのぞき運動」の効果 ●

❶ 腹直筋・大殿筋の強化（「停滞腸」の予防）
❷ 下腹部の筋肉が強化され腸に良い刺激を与える
❸ 腰痛の予防にもなる

7

一石二鳥の「のけぞりバンザイストレッチ」

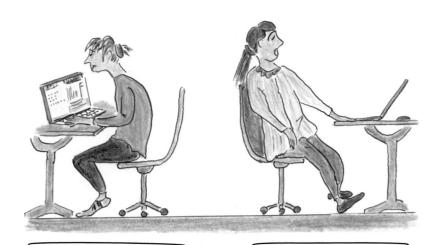

①パソコンかかえ込み型　　②背もたれのけぞり型

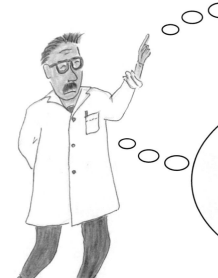

〈便秘〉解消に役立つ
「のけぞりバンザイストレッチ」を
紹介する前に
二つの絵を見てください

こんな格好を
普段から続けていると
骨盤の居心地は悪くなるし
デレッと間延びする筋肉や
変な緊張を強いられる筋肉が出てきます
よく言われる「体の歪み」の発症です
腰だけでなく
腸にも不具合が発生しますし
血流にも悪影響を及ぼします

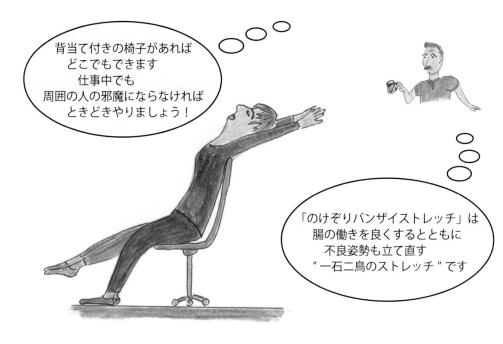

背当て付きの椅子があれば
どこでもできます
仕事中でも
周囲の人の邪魔にならなければ
ときどきやりましょう！

「のけぞりバンザイストレッチ」は
腸の働きを良くするとともに
不良姿勢も立て直す
"一石二鳥のストレッチ"です

●「のけぞりバンザイストレッチ」のやり方●

❶ 背当て付きの椅子に浅めに腰掛ける
❷ 背当てに寄りかかりながらバンザイをして後方へ大きくのけ
   ぞる
   （息を吐き出しながらやると気持ちイイです）
❸ 足は　初めは床に付けたままで　椅子が安定しているのを確
   認したら前方へ大きくつま先伸ばしをやる
❹ 背中に痛みなく行えるなら　8〜10秒ほど伸びをする

●「のけぞりバンザイストレッチ」の効果●

❶ おなかまわりの腹直筋をはじめ大胸筋の運動になる
❷ 背中の肩甲骨まわりの筋が働いて背コリ・肩コリの予防にな
   る
❸ 腸にも刺激を与え腸の動きが良くなる

8

てがるにできる「腰ひねり体操」

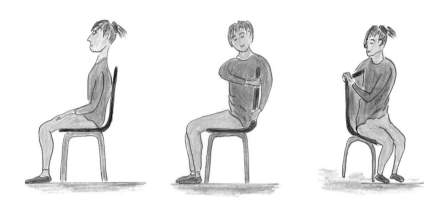

●「腰ひねり体操」のやり方 ●

1. 背当て付き椅子に深く座り　あごを引いて背筋をまっすぐ伸ばす
2. 足を軽く肩幅ぐらいに開く
3. 肩の力を抜いておへそまわりに"気"を集中させる
4. 腰とおしりまわりは動かさないで上半身を 90°グッと回転させる
   （無理に 90°回転させなくても最初はいけるところまでで良い）
5. 右まわり左まわり均等にやってみる
- 自力でうまくいかない時は椅子の背もたれにつかまって力を借りるのも OK

●「腰ひねり体操」の効果 ●

1. 腰痛の予防になる
2. "腰のくびれ"に効果あり
3. トイレに座って"イキむ"時に働く腹横筋や腹斜筋に良い刺激を与える

⑨ ここで少し「筋肉」のことを学んでおこう

〈便秘〉症状や
〈便秘〉解消のためのストレッチ＆体操
と関連のある「筋肉」について
簡単にふれておきます

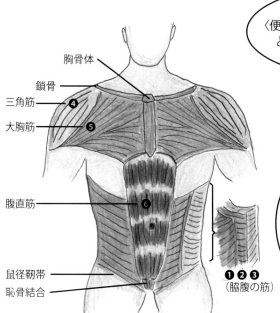

胸骨体
鎖骨
三角筋 ❹
大胸筋 ❺

腹直筋 ❻

鼠径靱帯
恥骨結合

❶❷❸
（脇腹の筋）

ここでは
特に❶❷❸❻の筋肉が重要で
「うんち」をする時のイキミに
関係しているため
高齢化や運動不足によって
この部位の筋力が弱ってくると
直腸に溜まった「うんち」を
押し出すことができず
〈便秘〉症状になりやすいと
言われています

● それぞれの筋肉のはたらき ●

❶ 外腹斜筋 ┐ 後ろを振り向く　体を前屈・側屈する動きを支える
❷ 内腹斜筋 │ 姿勢を保つ　内臓を支える
❸ 腹横筋 ┘ ・❶❷❸の筋肉は三層構造（体表に近いほうから順
　　　　　　　　に①②③）になっています
　　　　　　　・トイレで一番お世話になっている脇腹の筋です
　　　　　　　　（脇腹の筋は下部肋骨から股関節にかけておなかま
　　　　　　　　わりに巻き付くように保護しています）
　　　　　　　・❻と連動して「うんち」をする時のイキミに関係
　　　　　　　　します

❹ 三角筋：腕を上方へ引き上げる（バンザイの動作）
❺ 大胸筋：ボールを投げたりラケットを振るなどの動作
❻ 腹直筋（おなか前面の大きな筋肉）：
　　体を直立安定させる　腹式呼吸をする　咳をする
　　❶❷❸と連動して「うんち」をする時のイキミに関係します

⑩ まとめてこれ一つの「最強ストレッチ」

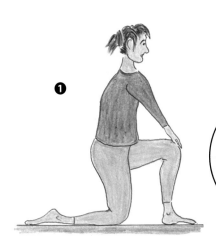

❶

肩＝胸＝腹（骨盤）
　＝大腿部前面＝大腿部後面を
一気にやるストレッチですヨ

・ ❶〜❷の動きの時間は
　きっちりとしなくても可
　およそ 8 〜 10 秒ぐらいを目安に！
・ 右足と左足を交互に
　踏み出しをチェンジする
・ 手は後頭部で組んでも
　腰に手を当てても
　何かにつかまっても OK！

❷ ➡ ❸

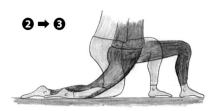

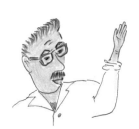

●「最強ストレッチ」のやり方 ●

❶ 片ひざ立ちで構える
　➡ これが基本姿勢となります（ふらつきが心配な方は　近く
　　 に椅子など安定した物を置いて　それにつかまっても OK）
❷ 基本姿勢から　左（右）足を一歩前方へ踏み出す
　➡ 床に付いた右（左）ひざ＝骨盤＝背骨＝肩＝頭が縦一直線
　　 になることが望ましい
❸ 左（右）ひざを前方へさらに一歩踏み出し　同時に右（左）
　ひざを真っ直ぐ後方へ送り出す
❹ 胸＝骨盤を前方へグッと突き出すと運動効果が上がる

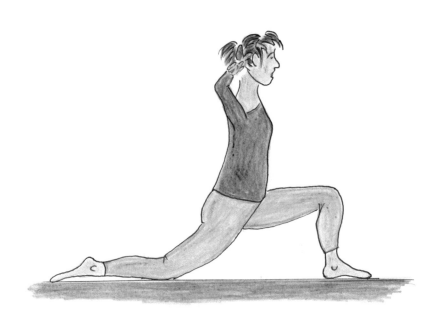

●「最強ストレッチ」の効果 ●

❶ イラストのように　足を前後に支えると　おなかまわりの
筋・大腿部前面（四頭筋）・ハムストリング・背筋などがス
トレッチされているのがわかりますヨ

❷ おなかまわりへ刺激を与えて〈便秘〉の予防に役立てるのが
目的ですが　体幹トレーニングにもなっていますし　腰痛予
防にも効果があります

❸ 腕を頭部で組むことで胸郭が拡がり　肩コリ解消にも効果が
あります

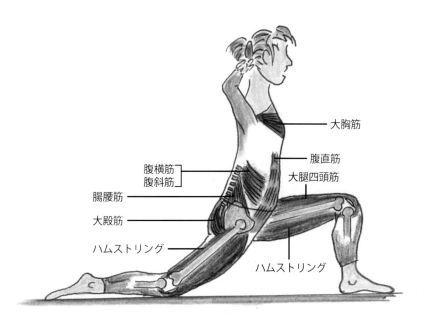

大胸筋
腹直筋
大腿四頭筋
腹横筋
腹斜筋
腸腰筋
大殿筋
ハムストリング
ハムストリング

● **それぞれの筋肉のはたらきを意識しましょう** ●

❶ 腕を頭部の後ろで組むことによって「大胸筋」が伸ばされます

❷ 左（右）足を一歩前方へ踏み出すことで「腹直筋」「腹横筋」「腹斜筋」が連動してストレッチされ　これが腸にイイ刺激となります

❸ 右（左）足を一歩後方へ引くと「大腿四頭筋」がストレッチされ　骨盤内の「腸腰筋」も同時に引っ張られますので　股関節のはたらきも良好となります

❹ 以上とすべて連動する形で「大殿筋」「ハムストリング」もストレッチされます

※イラストの骨や筋肉は　あくまでストレッチをやる際に　どのあたりにあって　どのように動くかを理解していただくためのイメージ図です

まとめ 「〈便秘〉からの脱出」

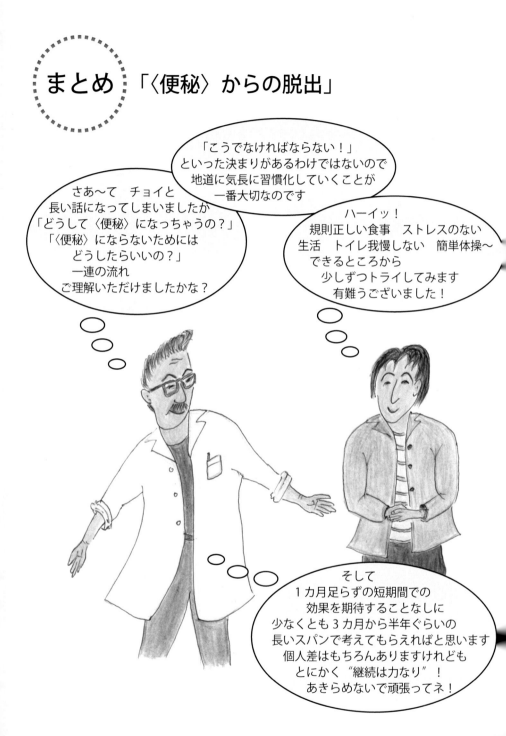

「こうでなければならない！」
といった決まりがあるわけではないので
地道に気長に習慣化していくことが
一番大切なのです

さあ～て　チョイと
長い話になってしまいましたか
「どうして〈便秘〉になっちゃうの？」
「〈便秘〉にならないためには
どうしたらいいの？」
一連の流れ
ご理解いただけましたかな？

ハーイッ！
規則正しい食事　ストレスのない
生活　トイレ我慢しない　簡単体操～
できるところから
少しずつトライしてみます
有難うございました！

そして
1カ月足らずの短期間での
効果を期待することなしに
少なくとも3カ月から半年ぐらいの
長いスパンで考えてもらえればと思います
個人差はもちろんありますけれども
とにかく "継続は力なり" ！
あきらめないで頑張ってネ！

近頃では，鍼やお灸もネットで購入できるようになり，雑誌や書籍などでも東洋医学の魅力や利点を詳しく伝えてくれるようになってきました。

　ただ，「○○に効くツボを教えて！」「ココ押すと△△は治りますか？」「やせるツボはどこですか？」といった類の記事内容に遭遇するたび，私としては，どれだけ特効ツボを押せたとしても，特効ツボに刺入できたとしても，そう簡単に「ハイ治りましたヨ」とはいかないのではないかとつい思ってしまいます。

　むろん，専門家の先生方はそれぞれしっかりとした理論的なバックボーンと経験豊かな実践をもとに治療施術を行っていらっしゃるわけなので，そんなことは先刻承知であろうと理解はできても，中には即効性ばかりを謳い文句にしているようなやや怪しげな内容のものも散見され，東洋医学の有り様が誤った形で世の中に流伝されるのは本意ではありません。

　大事なことは，体の不調を改善するために注射や投薬に依存するのではなく，人間本来の"自分で治そうとする力"（自然治癒力），すなわち"免疫力"というものを，鍼やお灸といった東洋医学の伝統的手法を用いて上手に引き出してあげることなのです。

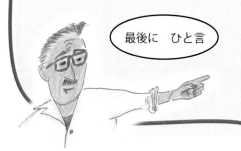

最後に　ひと言

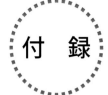

付　録 〈便秘〉解消（腸活）に役立つと言われている "ツボ"

（諸説あります）

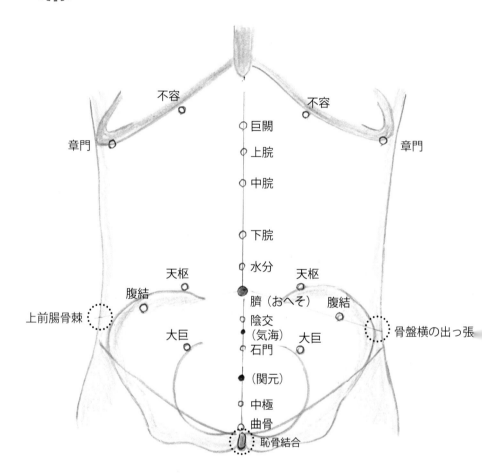

不容　不容

巨闕

章門　上脘　章門

中脘

下脘

水分

天枢　臍（おへそ）　天枢

腹結　腹結

上前腸骨棘　骨盤横の出っ張

陰交
（気海）
大巨　石門　大巨

（関元）

中極

曲骨　恥骨結合

- 東洋医学において，"ツボ"はさまざまな症状を治療するためのポイントであり，同時に体の不調を探るための診断点としても機能する場のことを言います。
- "ツボ"に鍼を刺入したり，"ツボ"を指圧することで症状改善に結びつけていくわけですが，専門知識を持たない人が，むやみに"ツボ"（と思った場所）をグリグリ押したり，最近ではネットなどで購入可能となった鍼を刺入したりすることは，かえって症状を悪化させ逆効果になりかねませんので，やはり国家資格を持つ専門家に相談していただくのが良いでしょう。
   ※ "ツボ"の捉え方や位置などについては諸説ありますが，ここでは代田文誌著『治験例を主とした針灸治療の実際』創元社，を参考にさせていただきました
   ※ "ツボ"の効能についても諸説あります

足まわりの消化器関連の "ツボ"

（諸説あります）

〈足の正面〉　　　〈足の内側〉

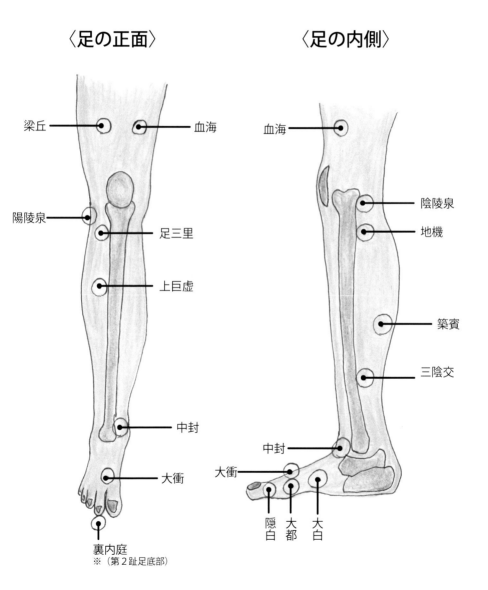

梁丘

血海

陽陵泉

足三里

上巨虚

中封

大衝

裏内庭
※（第2趾足底部）

血海

陰陵泉

地機

築賓

三陰交

中封

大衝

隠白

大都

大白

ハーブティーも胃腸機能の改善に効果あります！

● オリジナルハーブブレンドティーのススメ ●

カモミールやペパーミントなどの胃腸の働きを助けると言われているハーブをストックしておいて，その日の体調に合わせてオリジナルブレンドティーを作ってみてはいかがでしょうか？！

※全部で小さじ 1 〜 1.5 見当（ハーブの大きさにもよります）

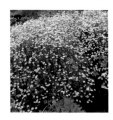

カモミール畑

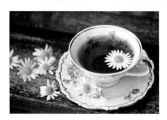

カモミールティー

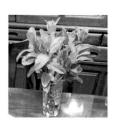

壜に入ったミント

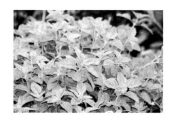

ミント畑

● 腸活ブレンド：「フェンネル」×「カモミール」×「ダンディライオン」
- おなかにガスがたまって苦しい時などには，腸のガスだまりをとってくれるフェンネルがオススメです。ただし，くせがあるのでうまく調節してください。
- レモングラスやカモミールとのブレンドで飲みやすくなります。
- ダンディライオンは，体内の毒素や老廃物の排出を促すデトックス効果があり，肝臓や腎臓，消化器系の働きを高めるといわれています。利尿作用もあり，むくみや膀胱炎の予防やケアにも役立ちます。

● 胃腸スッキリ：「ペパーミント」
- 食欲不振や消化不良などには，ペパーミントのお茶がオススメ。
- おなかの調子を整える働きがあり，食べ過ぎや飲み過ぎ，胃痛，便秘と下痢を繰り返す過敏性腸症候群に有効です。

● 目の健康ハーブ：「アイブライト」
- "肝の疲れは目に現れる"と言われますが，東洋医学における五臓の肝の血液や栄養不足によって，目のかすみ，ドライアイ，目の痙攣などの症状が起こります。
- アイブライトは，古くから目のあらゆる疾病の有効なハーブとして利用されていました。ハーブティーとして飲むと，目の炎症を改善し，疲れ目やアレルギー症状にも効果があります。

『Therapy Cafe Flora』さんの腸活セラピストの方より資料提供を受けました

みずかみ　よしのり

早稲田大学商学部卒
大学在学中に渋谷道玄坂に開業したJAZZ喫茶『BLACK HAWK』は，後にわが国最初のROCK喫茶へと路線変更し，数多の歴史的名盤の配信が業界で話題となり，当時の一流ミュージシャンはもとより，後に希代の作詞家と言われるM・Tさん，シティ・ポップスの大御所となるY・Tさん，ちびまる子ちゃんのテーマソングで一躍人気者となったK・Fさん，博多弁の伝説的ロックンローラーA・Mさん等がこぞって日参し，当時の流行りで言えば「FOLK・ROCK」MUSICに聴き入る名店となった。また，月々配信される「BLACK HAWK NEWS」や不定期発行のミニコミ誌「SMALL TOWN TALK」は，渋谷界隈の音楽愛好家たちの必読誌ともなっていた。
以降JAZZ BAR『HAWKER HOUSE』や『HAWKER VILLAGE』等の経営を経て，45歳の時に一転〝鍼灸〟の道を目指す。
整形外科での修行期間の後，地元川越市にて診療所を開設。東洋大学野球部のスペシャルトレーナー等を歴任後，杉並区永福町に『和泉三丁目診療所』を開院。4店舗に拡大後，院長引退。その後川越市，所沢市で個人診療所を運営。

MIZZ先生がイラストたっぷりで教える
〈便秘〉からの脱出
－ MIZZ鍼灸治療院物語－

2023年2月1日　第1版第1刷発行
著　者：みずかみ よしのり
発行者：姫野尚之
発行所：アノイ・プランニング
　　　　横浜市青葉区たちばな台1-18-35
発　売：ななみ書房
印　刷：協友印刷
ⓒ 2023　Y.Mizukami
ISBN978-4-910973-20-3